BEI GRIN MACHT SICH IHR
WISSEN BEZAHLT

- Wir veröffentlichen Ihre Hausarbeit,
  Bachelor- und Masterarbeit

- Ihr eigenes eBook und Buch -
  weltweit in allen wichtigen Shops

- Verdienen Sie an jedem Verkauf

Jetzt bei www.GRIN.com hochladen
und kostenlos publizieren

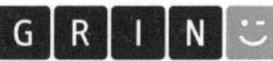

Bibliografische Information der Deutschen Nationalbibliothek:

Die Deutsche Bibliothek verzeichnet diese Publikation in der Deutschen National-bibliografie; detaillierte bibliografische Daten sind im Internet über http://dnb.d-nb.de/ abrufbar.

Dieses Werk sowie alle darin enthaltenen einzelnen Beiträge und Abbildungen sind urheberrechtlich geschützt. Jede Verwertung, die nicht ausdrücklich vom Urheberrechtsschutz zugelassen ist, bedarf der vorherigen Zustimmung des Verlages. Das gilt insbesondere für Vervielfältigungen, Bearbeitungen, Übersetzungen, Mikroverfilmungen, Auswertungen durch Datenbanken und für die Einspeicherung und Verarbeitung in elektronische Systeme. Alle Rechte, auch die des auszugsweisen Nachdrucks, der fotomechanischen Wiedergabe (einschließlich Mikrokopie) sowie der Auswertung durch Datenbanken oder ähnliche Einrichtungen, vorbehalten.

Impressum:

Copyright © 2017 GRIN Verlag
Druck und Bindung: Books on Demand GmbH, Norderstedt Germany
ISBN: 9783668668584

Dieses Buch bei GRIN:

https://www.grin.com/document/417834

Anonym

Ist Gesundheitsbildung notwendig? Das Gesundheitsverständnis in verschiedenen Milieus, Kritik und Verbesserungsmöglichkeiten

GRIN Verlag

GRIN - Your knowledge has value

Der GRIN Verlag publiziert seit 1998 wissenschaftliche Arbeiten von Studenten, Hochschullehrern und anderen Akademikern als eBook und gedrucktes Buch. Die Verlagswebsite www.grin.com ist die ideale Plattform zur Veröffentlichung von Hausarbeiten, Abschlussarbeiten, wissenschaftlichen Aufsätzen, Dissertationen und Fachbüchern.

Besuchen Sie uns im Internet:

http://www.grin.com/

http://www.facebook.com/grincom

http://www.twitter.com/grin_com

Universität Duisburg-Essen

Fakultät für Bildungswissenschaften

Seminar: Adressaten, Zielgruppen und pädagogischen Handelns

Modul 7: Außerschulische Handlungsfelder und Aufgabengebiete der Erziehungswissenschaft

Sommersemester 2017

Ist Gesundheitsbildung notwendig?

Abgabe am: 15.09.2017

Inhaltsverzeichnis

1. Einleitung

Diese Arbeit behandelt das Thema der Gesundheitsbildung, als ein Aufgabenfeld der außerschulischen Handlungsfelder. Dabei wird: „Ist Gesundheitsbildung notwendig?" eine leitende Fragestellung sein.

Die Autorin befasst sich mit den Themenbereichen der Gesundheitsbildung und des Gesundheitsverständnisses in verschiedenen Milieus, und verknüpft im Anschluss die beiden Themen miteinander. Die Arbeit gliedert sich also in drei verschiedene Bereiche, die nachfolgend näher erläutert werden.

Zum Einstieg in das Thema gilt es zu definieren, was die Begriffe „Gesundheit" und „Bildung" bedeuten. Dies soll als eine Einführung für die Definition des eigentlichen Begriffes, der „Gesundheitsbildung" dienen, welche die Vermittlung eines mehr oder weniger groben Vorwissens bezwecken soll. Der erste hauptsächliche Teil dieser Arbeit konzentriert sich daraufhin auf die Gesundheitsbildung selbst. Anschließend geht die Autorin näher auf die Gesundheitsbildung ein, und erklärt erst einmal was hinter dem Begriff Adressaten steckt, und geht danach näher auf die Adressaten der Gesundheitsbildung ein. Auch werden dazugehörig die Angebote und Ziele der Gesundheitsbildung näher erläutert. Einen weiteren Teil stellt die Verdeutlichung des Unterschiedes der Gesundheitsbildung zur Gesundheitserziehung dar.

Der darauffolgende Teil konzentriert sich auf die Gesundheitsverständnisse in den Milieus. Da die Milieus sich hinsichtlich des Gesundheitsverständnisses erheblich unterscheiden, stellt die Autorin drei Milieus dar: die Konservativen, die Traditionsverwurzelten und die Konsum-Materialisten. Dies soll dazu dienen, dass der Leser einen besseren Einblick auf das Gesundheitsverständnis des jeweiligen Milieus hat. Passend dazu wird das Thema der Habitussensibilität innerhalb der Milieus behandelt.

Zum eigentlichen Thema, nämlich der Frage ob Gesundheitsbildung wirklich notwendig ist, geht die Autorin als letztes ein. Dort listet sie noch einmal die bereits genannten Aspekte auf, und holt sich neuere Aspekte als Hilfe hinzu, welche sie dann auf die Notwendigkeit der Gesundheitsbildung hin gewichtet. Im Anschluss darauf geht die Autorin auf die Kritik an die Gesundheitsbildung und mögliche Verbesserungsmöglichkeiten ein.

Von besonderem Interesse ist diese Thematik, da in letzter Zeit viel darüber spekuliert wird, ob nicht eine Frauen- und Männerbildung genügend sei. Aus diesem Grund ist es erforderlich, mal über die Frage nachzudenken, inwiefern eine Gesundheitsbildung notwendig ist.

Die Autorin nimmt am Ende dieser Hausarbeit Stellung zu der Frage, ob die Gesundheitsbildung notwendig ist oder nicht, und liefert aus ihrer Sicht eine eigene Meinung. Als Arbeitsmethode für die Hausarbeit wurden Sekundärquellen benutzt.

2. Definition: Gesundheit

Gesundheit wird in der Ethik als ein höheres Gut verstanden. Im Gegensatz zur Krankheit kann man die Gesundheit nicht fühlen (vgl. Hoh/Barz 2009, S. 729). Die Gesundheit stellt die Voraussetzung für die Lebensdauer und Lebensqualität eines Menschen dar. Einzelne und auch Bevölkerungsgruppen haben ein ganz anderes Verständnis von Gesundheit, und können dementsprechend ein anderes Gesundheitsverhalten aufweisen. Selbst die Bereitschaft für die eigene Gesundheit etwas zu tun zeigt in den verschiedenen Lebensstilen der Bevölkerung erhebliche Unterschiede (vgl. Wippermann 2009, S. 95-96). Gesundheit wird von der WHO [1] von 1986 als Grundlage für die „Ottawa-Charta für Gesundheitsförderung" folgendermaßen definiert:

> „Gesundheit ist ein Zustand völligen psychischen, physischen und sozialen Wohlbefindens und nicht nur das Freisein von Krankheit und Gebrechen. Sich des bestmöglichen Gesundheitszustandes zu erfreuen ist ein Grundrecht jedes Menschen, ohne Unterschied der Rasse, der Religion, der politischen Überzeugung, der wirtschaftlichen oder sozialen Stellung."

An diesem Zitat erkennt man sowohl, dass Gesundheit sich auf das Wohlbefinden eines Menschen bezieht, als auch, dass jeder Mensch das Recht auf Gesundheit hat. Wichtig ist, die Beachtung der Gesundheit als ein Prozess, der täglich neu herzustellen ist, für Männer als auch für Frauen und nicht die Beachtung der Gesundheit als ein Gesundheitszustand (vgl. Meier 2000, S. 51).

3. Definition: Bildung

Bildung beschreibt die Auseinandersetzung eines Einzelnen mit sich und seiner Umwelt mit der Intention des kompetenten und verantwortlichen Handelns. Es stellt nicht nur die bloße Aneignung und die Vermittlung von Wissen und Qualifikationen dar, sondern heißt im weitesten Sinne Selbstaufklärung und Emanzipation. Sie charakterisiert ein Prozess, in dem der Mensch seine Persönlichkeit ausbilden kann (vgl. Online Lexikon für Psychologie und Pädagogik, http://lexikon.stangl.eu/12806/bildung/, 13.08.2017).

---

[1] Weltgesundheitsorganisation

Nach diesen Definitionen kommen wir nun zum eigentlichen Thema: die „Gesundheitsbildung" und ihrer Definition.

4. Definition: Gesundheitsbildung

Der Begriff „*Gesundheitsbildung*" ist sowohl ein Teilbereich des Bildungswesens, als auch des Sozialwesens und des Gesundheitssystems und beschreibt das „Lernen von Erwachsenen am Thema Gesundheit in Einrichtungen der Erwachsenenbildung" (Blättner 1998, S. 17).

In dem Bereich der Gesundheitsbildung sind vor allem Menschen mit Hochschulabschluss aus dem sozialwissenschaftlichen und -pädagogischen oder psychologischen Bereich tätig. Hauptberuflich in den Krankenkassen sind Fachleute aus dem Ernährungs- und Sportbereich, dem Bewegungs- und Stressreduktionsbereich und dem Entspannungsbereich beschäftigt. Um im Bereich der Gesundheitsbildung nebenberuflich tätig zu sein, werden Mitarbeiter/innen mit diversen fachlichen Qualifikationen und Abschlüssen eingestellt (vgl. Hoh/Barz 2009, S. 742). An Volkshochschulen sind Arbeiter mit fachlichen Qualifikationsmerkmalen im Rahmen der Erwachsenenbildung oder einem Verständnis von Gesundheitsbildung an Volkshochschulen empfohlen. Diese müssen keine Bescheinigungen nachweisen, da ausreichende Fachqualifikationen genügen, wie zum Beispiel, wenn sie als langjährige Kursleiter/innen vielfältig gestaltete Lebensläufe vorweisen können. Ansonsten können Interessierte auch trägerinterne Fort- und Weiterbildungsangebote in Anspruch nehmen, die auch für die Kursleiter/innen der Institutionen angeboten werden (vgl. Hoh/Barz 2009, S. 743).

Fachgebiete der Gesundheitsbildung sind neben Gymnastik, Bewegung und Körpererfahrungen auch Yoga, Autogenes Training und Entspannung (näher dazu s. 2.3.2 Angebote der Gesundheitsbildung).

Gesundheitsbildung hat die Aufgabe zur Verbesserung der Lebensbedingungen in den Bereichen Hygiene, Wohnung, Ernährung und Technik beizutragen, um die Lebensstandards und Lebenserwartungen der Menschen zu erhöhen. Gesundheitsbildung sollte bestenfalls unter Berücksichtigung der Ergebnisse der Gesundheitsforschung (insbesondere der Frauengesundheitsforschung), den gesellschaftlichen Wandel des Geschlechterverhältnisses und der Geschlechterrollen im Sinne von Emanzipation beider Geschlechter ablaufen, um so ein möglichst den Teilnehmern naheliegendes und teilnehmerorientiertes Angebot vorbereiten zu können (vgl. Meier 2000, S. 48).

In den 50-er Jahren wurde die Gesundheitsbildung auf die Vermittlung medizinischer Erkenntnisse reduziert. Im Unterricht wurden Themen wie das „richtige" Atmen, Sitzen, Bewegen etc. behandelt. Ende der 60-er Jahre wurden Veranstaltungen angeboten, die im Zentrum das Körperbewusstsein, die Selbsterfahrung und auch die Spiritualität bearbeiteten. Erst in den 80-er Jahren nimmt Gesundheitsbildung an den Programmangeboten der Erwachsenenbildung als eigenständiger Themenbereich teil. Es entsteht ein neues Verständnis von Gesundheitsbildung, die Punkte wie die „Orientierung an gesundheitserhaltenden Faktoren im Alltag statt Krankheitsorientierung; Selbstbestimmung der Subjekte in Abgrenzung zum medizinischen Expertentum; Offenheit für alternative, unkonventionelle Methoden; Skepsis gegenüber Schulmedizin" beinhaltet (Hoh/Barz 2009, S. 733).

Ausgangspunkt der Gesundheitsbildung soll ein positives Gesundheitskonzept sein, welches vor allem das Thema der Stärkung bzw. Förderung von Gesundheitspotentialen bearbeiten soll. Auch Themen wie Krankheit, Kranke und Behinderte sollen in der Gesundheitsbildung behandelt werden (vgl. Meier 2000, S. 41).

Die Aufgabe der Gesundheitsbildung sollte auch sein, die Unterschiede zwischen den Männern und Frauen hinsichtlich ihrer Gesundheitssituationen, ihres Gesundheitswissens, sowie ihren Gesundheitsbewusstsein und –handeln bewusst zu machen. Dazu sollten die Ursachen für die genannten Gesundheitsprozesse genannt werden. Auch das Benennen der Prägung von den weiblichen und männlichen Lebenszusammenhängen einschließlich der geschlechtsspezifischen Sozialisation sollte einen Teil der Aufgabe der Gesundheitsbildung darstellen. Diese Aspekte sollten dann bestenfalls mit den Teilnehmern zusammen herausgearbeitet werden (vgl. Wohlfart/Bedenbecker-Busch 1998, S. 87).

4.1. Adressaten der Gesundheitsbildung

Wer in der Erwachsenenbildung ein Angebot vorbereiten will, sollte sich über den Prozess der Teilnehmerorientierung bewusst werden, welches ein didaktisches Prinzip über die konkrete Arbeitsweise ist. Sie beschäftigt sich mit der Frage, wie es gelingt, in großen Gruppen die Veranstaltung auf die individuellen Interessen, Bedürfnisse und Erfahrungen der tatsächlichen Teilnehmer auszurichten. Bei der Planung einer Veranstaltung spielen Faktoren wie z.B. die Teilnehmer selbst, der Inhalt, der vermittelt werden soll, die Orientierung an den Teilnehmern, an die der Unterricht gerichtet werden soll und die Ausbreitung von technischen Medien eine wichtige Rolle.

Es gibt drei Formen der Teilnehmerorientierung. Diese sind die Antizipation der Voraussetzungen, die Partizipation der Teilnehmer und die Selbststeuerung. Bei der

Antizipation der Voraussetzungen ist eine Passung nur bedingt möglich. Durch die Voraussetzungen der Teilnehmer ergeben sich die Kursinhalte. Hierbei könnten bei der Findung allgemeingültiger Kriterien Probleme auftauchen. Bei dem zweiten Begriffsverständnis, der Partizipation der Teilnehmer wird der Veranstaltungsverlauf mit Hilfe der Teilnehmer umstrukturiert. Eine Problematik könnten hier passive Teilnehmer darstellen, da diese bei der Diskussion des Ablaufs nicht aktiv mitmachen würden. Die dritte Interpretation der Teilnehmerorientierung liegt darin, eine Selbststeuerung der Lerngruppen zu erreichen. Hierzu ist die Verfügung einer didaktischen Planungskompetenz notwendig. Sie setzt ein Selbsterkennen der Teilnehmer voraus, indem es um die Frage geht, was und wie sie in ihrem Interesse lernen können (vgl. Tietgens 1984, S. 446-447).

Zur Verwirklichung der Teilnehmerorientierung können hilfreiche Ansätze beitragen. Zu diesen Ansätzen gehört zum einen die Situationsbezogenheit, die erfordert, dass aus Sachstrukturen Lernstrukturen entwickelt werden, und behandelt wie die inhaltlichen Komplexitäten lernwirksam gemacht werden können. Ein weiterer Ansatz ist das Anschlusslernen. Dabei wird auf das Vorwissen der Teilnehmer angeknüpft. Jedoch geht es hierbei nicht nur um ein Anknüpfen, sondern auf das fortführen des Voraufgegangenen. Der dritte Ansatz, das Deutungsmuster, vermittelt zwischen der Inhalts- und Beziehungsebene, um bei der Umsetzung der Teilnehmerorientierung die Aufmerksamkeit auf das wesentliche zu lenken. Der letzte Ansatz ist die reversible Interaktion, in der es um einen respektvollen Umgang und um wechselseitige Interaktionen geht (vgl. Tietgens 1984, S. 446-447).

Heute wird der Begriff im Zusammenhang mit zwei weiteren Kriterien; der Adressaten- und Zielgruppenorientierung gesehen. Zur Unterscheidung von Adressaten-, Zielgruppen- und Teilnehmerorientierung werden nun ein paar Merkmale aufgeführt. In der Adressatenorientierung geht es um potenzielle Teilnehmer. Die Person, die ein Angebot machen will, muss eine Vorstellung darüber haben, an wen das Angebot gerichtet ist, und welchen Kreis er mit dem Angebot erreichen will. Um die Voraussetzungen der potentiellen Teilnehmer einer Veranstaltung definieren zu können, werden die Biografien und die sozialen Lagen antizipiert. Gekennzeichnet wird diese Orientierung mit den Gesichtspunkten der Vorplanung und der Programmplanung. Dies ist teilweise auch ein Merkmal der Zielgruppenorientierung. Auch hier geht es um die potenziellen Teilnehmer. Der Unterschied zur Adressatenorientierung liegt darin, dass bei der Zielgruppenorientierung der Adressatenkreis bereits bei der Vorplanung schon benannt wird. Es findet also eine Eingrenzung des Adressatenkreises statt (vgl. Tietgens 1984, S. 446).

Gesundheitsbildung ist öffentlich für alle Bevölkerungsschichten, und nicht nur für die finanziell Bessergestellten. Mit 70% bis 90% (je nach Träger) herrscht ein Übergewicht der Frauenteilnehmer. Die an der Gesundheitsbildung anwesenden Teilnehmer sind vor allem deutsche erwerbstätige und nichterwerbstätige Frauen im Alter von 35 bis 60 mit mittlerem bis höherem Schulabschluss (vgl. Meier 2000, S. 41). Dabei ist die Teilnahme der Altersgruppe der 25 - 49 Jährigen stärker vertreten als Jüngere oder Ältere (vgl. Hoh/Barz 2009, S. 734).

Der größte Teil des Programmangebots wird geschlechtsneutral angeboten, und Frauen oder Männer sind nur bei einem kleinen Teil der Veranstaltungen die Adressaten. Dabei ist das Programmangebot bei den Männern im Vergleich zu den Frauen wesentlich geringer. Auch die Vielfältigkeit ist bei den Frauen mehr gegeben als bei den Männern. Zwischen den Adressaten wird nicht nach Gruppen (z.B. Mütter, Alleinerziehende, Berufstätige, Ausländer) unterschieden, sondern eher nach dem Alter der Teilnehmenden (vgl. Wohlfart/Bedenbecker-Busch 1998, S. 24). Spezielle Adressaten bei den Geschlechtern werden äußerst selten angesprochen. Wenn überhaupt erfolgt nur die Differenzierung der Adressaten hinsichtlich ihres Lebensalters und der Kategorie „Anfänger/Fortgeschrittene", statt der Differenzierung nach Schicht/Milieu, Lebenslage oder Nationalität (vgl. Wohlfart/Bedenbecker-Busch 1998, S. 79).

4.2. Angebote der Gesundheitsbildung
Die Programmangebote der Gesundheitsbildung sind vielfältig angelegt. Sie beschränken sich hauptsächlich auf Bildungs- und Selbsterfahrungsangebote, die von den Themenbereichen der Bildung, Therapie und Religion beeinflusst werden. Diese Angebote werden nicht nur in Institutionen der Volkshochschulen angeboten, sondern auch in Veranstaltungen der Krankenkassen, Bildungswerken großer Kirchen und Bildungsurlauben (vgl. Andritzky 1997, S. 73f.). Einige Stichpunkte aus dem Programmangebot sind z.B. „Yoga", „Tai Chi", „Selbstfindung durch Fasten", „Selbstheilung", „Autogenes Training" und „Bioenergetik". An der Teilnahme eines Angebotes stellen gesundheitliche Probleme nur ein Teil der Motivation zu sein. Meistens ist der Anlass der Teilnahme ein allgemeines Interesse, die Überwindung individueller Konflikte/Schwierigkeiten, die Unterstützung bei einer Krankheit und manchmal sogar eine Vorerfahrung über das Angebot. Um die Angebote erfolgreicher gestalten zu können, spielen Kriterien wie Qualitätssicherung und Angebotsauswahl eine wichtige Rolle (vgl. Hoh/Barz 2009, S. 737).

4.3. Gesundheitsbildung im Gegensatz zur Gesundheitserziehung

Im Gegensatz zur Gesundheitsbildung (Erwachsene) bezieht sich die Adressatengruppe der *Gesundheitserziehung* auf Kinder und Jugendliche. Außerdem liegt die Betonung der Gesundheitsbildung eher auf der Selbstbestimmung und Eigenaktivität als auf komplexen Persönlichkeitsentwicklungen. Die Gesundheitserziehung legt sowohl Wert auf das fremdbestimmte Training reduzierter Lernbegriffe, als auch auf die „Einbeziehung und gegebenenfalls Veränderung der sozialen, ökonomischen und ökologischen Rahmenbedingungen von Gesundheit" (Hoh/Barz 2009, S. 733). Die Gesundheitsbildung hingegen geht über die „Information und Aufklärung etwa über gesundheitsrelevantes Verhalten hinaus" (Hoh/Barz 2009, S. 733).

4.4. Ziele der Gesundheitsbildung

Die Gesundheitsbildung hat das Ziel, die Frauen in verschiedenen Bereichen zu unterstützen und ihnen eine Hilfe bei der Selbsterkenntnis und dem -bewusstsein zu bieten. Es werden zum Beispiel Angebote zur Verfügung gestellt, in denen die Frauen eine Unterstützung bei dem Durchschauen und Akzeptieren ihres gesundheitlichen Befindens als einen zyklischen Prozess erhalten, der in Abhängigkeit zu hormonellen Veränderungen steht. Weiterhin werden Frauen dazu motiviert, eine Erkenntnis über ihr eigenes internalisiertes Schönheitsideal zu bekommen. Als ein weiteres Ziel kann genannt werden, dass die Gesundheitsbildung die Frauen dazu leitet, ihre eigenen Standpunkte gegenüber den verschiedenen Medizinsystem-Angehörigen (Krankenkassenvertreter/innen, Ärztinnen/Ärzten, Pflegepersonal etc.) kenntnisreich zu vertreten. Auch die Erwerbung von Wissen und Kompetenzen hinsichtlich gesundheitlicher Fragen und die Befähigung zur kritischen Wahl therapeutischer Maßnahmen sind Zielsetzungen der Gesundheitsbildung. Zuletzt ist zu erwähnen, dass sie die Kompetenzen und Fähigkeiten der Frauen fördert, um eine aktive Teilnahme an der Frauengesundheitsbewegung verschaffen zu können (vgl. Wohlfart/Bedenbecker-Busch 1998, S. 89-90).

Bei den Männern verfolgt die Gesundheitsbildung das Ziel, ihre Kompetenzen und Fähigkeiten zu fördern, um ihnen die Bedeutung von Umbrüchen in ihrem Leben darzustellen und die möglichen Folgen dieser Umbrüche für ihre Gesundheit klar zu machen. Männer sollen sich mit den krankmachenden Mustern des männlichen Lebenszusammenhanges auseinandersetzen, und darüber sprechen können. In der Gesundheitsbildung werden Männer dazu motiviert und darin bestärkt, zu ihren Verletzungen, Schmerzen und Zwängen zu stehen, und ihren Erfahrungen und Schmerzen eine Sprache zu geben, anstatt diese schamvoll und stumm zu verbergen. Darüber hinweg sollen Männer sich von dem funktionalen Umgang mit ihrem Körper entfernen. Stattdessen sollen sie versuchen, Körpersignale wahrzunehmen und verstehen zu können. Sie sollen sich bewusst über ihr Gesundheitsbefinden werden, diesen wahrnehmen und diesem mehr alltäglichen Raum geben. Gesundheitsbildung soll dazu beitragen, dass Männer ein Gesundheitsbewusstsein entwickeln, in dem sie eine vorsorgende Fürsorglichkeit für sich und andere als Lebensqualität entdecken, und sich von der krankmachenden Orientierung von Leistung, Erfolg und Konkurrenz im Beruf oder ihrer Karriere befreien. Letztlich sollen Männer dazu angeregt werden, sich in einer Männergesundheitsbewegung stark zu machen, und sich aktiv am Ausbau eines Hilfssystems für männliche Opfer und Täter zu beteiligen (vgl. Wohlfart/Bedenbecker-Busch 1998, S. 90).

Die Frauen und Männer sollen die Gesundheitsbildung dazu anregen, von den entwickelten gesundheitsbezogenen Kompetenzen des anderen Geschlechts zu lernen und davon zu profitieren. Auch das individuelle gesundheitliche Befinden im Kontext der Sozialisation, Lebensgeschichte sowie aktuelle Lebenssituationen sollen reflektiert werden. Daraus wird eine Erkenntnis über Gemeinsamkeiten und Unterschiede gewonnen. Sowohl die Frauen, als auch die Männer sollen für das geschlechtsspezifisch geprägte Gesundheitsbewusstsein und -handeln sensibilisiert werden. Dafür soll die Gesundheitsbildung die Geschlechter dazu anregen, gemeinsam über die im Geschlechterverhältnis und geschlechtsspezifischen Wertorientierungen und Handlungsweisen herrschenden Risiken und Belastungen nachzudenken (vgl. Wohlfart/Bedenbecker-Busch 1998, S. 90).

Für die öffentlich verantwortete Gesundheitsbildung wurden im Jahre 1994 im Landesbericht zur Weiterbildung in NRW sechs Ziele erwähnt. Gesundheitsbildung soll den Menschen eine Möglichkeit bieten, den für sie individuell passenden gesundheitsförderlichen Weg zu finden. Sie soll sowohl Anregungen als auch Hilfestellungen für das persönliche Gesundheitshandeln geben. Außerdem setzt die Gesundheitsbildung einen Schwerpunkt auf die Information und Aufklärung der Menschen, damit sie das selbstbestimmte und eigenverantwortliche Handeln erlernen und ihr Selbsthilfepotential stärken können. Dabei richtet sie ihr Blick auf die gesellschaftlichen Lebensbedingungen. Des Weiteren will sie die Menschen dazu motivieren und aktivieren, sich für die Wiederherstellung und Schaffung der gesundheitlichen Lebensbedingungen zu engagieren. Letzteres soll Gesundheitsbildung das Ziel verfolgen, die Menschen so gut aufzuklären, dass sie lernen, mit einer Krankheit leben zu können (vgl. Meier 2000, S. 40).

5. Gesundheitsverständnisse in den Milieus

In der Gesundheitsforschung wurde nachgewiesen, dass Faktoren wie die Schicht-/Milieuzugehörigkeit, das Alter, die Nationalität, die Bildung und spezifische Lebenssituationen das Gesundheitsbewusstsein und -handeln der Menschen beeinflusst, und sie teilweise sogar durch diese benannten Faktoren geprägt sind (vgl. Wohlfart/Bedenbecker-Busch 1998, S. 87).

Bei einer näheren Betrachtung der Milieus zeigen sich erhebliche Unterschiede in Sachen Gesundheitsverständnis und Gesundheitsverhalten zwischen den Konservativen, Traditionsverwurzelten und Konsum-Materialisten Milieus. Diese Einstellung der Menschen ist geprägt durch das unterschiedlich angelegte materielle, soziale und kulturelle Kapital. Für manche Angehörige dieser Milieus ist das bewusste und eigenverantwortliche Gesundheitsverhalten selbstverständlich, wogegen Angehörige anderer Milieus die Gesundheitsfürsorge als eher nebensächlich empfinden. Diejenigen, die das eigenverantwortliche Gesundheitsverhalten für selbstverständlich empfinden, verfügen auch über „ein auffallend hohes Gesundheitsbewusstsein, ein ganzheitliches Gesundheitsverständnis sowie die Einstellung, dass Genuss und gesunde Lebensführung keine Widersprüche darstellen" (Hoh/Barz 2009, S. 734). Sie wollen auf ein neues Körperbewusstsein hinaus. Wogegen das Milieu, das die Gesundheitsfürsorge für nebensächlich betrachtet, die Gesundheit als Mittel zum Zweck wahrnimmt. Sie halten die bewusste Gesundheitsfürsorge für übertrieben. Auch Faktoren wie Werte und Ziele sowie ihre Lebensauffassungen und -weisen der Menschen unterscheiden sich je nach Milieu und beeinflussen somit die Bereitschaft, etwas für die individuelle Gesundheit zu tun (vgl. Wippermann 2009, S. 95-96).

5.1. Konservativen

Die Gesundheitseinstellung der Konservativen ist in der milieutypischen Ich-Identität und der Weltperspektive verwurzelt. Ihnen geht es in politischer, kulturhistorischer und sozialphilosophischer Reflexion um die prinzipielle und praktische Bedeutung von Solidarität und Eigenverantwortung. Dies stellt auch ihre persönliche Verständnisgrundlage von Gesundheit und die Inanspruchnahme von Gesundheitsleistungen dar. Der Gesundheitsbegriff besteht für die Konservativen aus der geistigen, körperlichen und sozialen Vitalität, also um ein auch im hohen Alter selbstbestimmtes Leben. Für die Konservativen müssen Genuss und Gesundheit in einem ausgewogenen Verhältnis zueinander stehen und sind untrennbar miteinander verbunden. Sie leben nach dem Motto: „Ich pflege einen gewissen Lebensstil, der mich gesund erhält an Körper und Geist." (Wippermann 2009, S. 98). Das

Gesundheitsverständnis der Konservativen ist durch Selbstdisziplin und Diskretion, also der Sozialhygiene und Distanz geprägt. Um dem Ich-Ideal nicht zu widersprechen, werden über Themen wie Krankheit nicht mit den Nachbarn, Freunden und Kollegen gesprochen. Den eigenen Gesundheitszustand dramatisieren die Konservativen nicht, sie bewahren dann eher ihre Haltung, da das Ganze mit der Grenzziehung und Distinktion zum Gegenüber zu tun hat. Dem Thema Krankheit wird kein großer Stellenwert eingeräumt. Groß ist die Verachtung gegenüber verantwortungs- und disziplinlose Menschen, die z.B. ohne Notwendigkeit zum Arzt gehen, sich an keine Regeln halten und das Gesundheitssystem ohne Rücksicht nutzen. Im Gegensatz zu solchen Menschen verhalten sich Konservative nämlich äußerst rücksichtsvoll. Sie handeln nach dem Prinzip der Solidarität der Gemeinschaft gegenüber dem Einzelnen. Dazu kommt das rücksichtslose „Durchschleusen" von Patienten durch die Praxen von Hausärzten, wo der Mensch in einer unwürdigen Weise behandelt wird. Auch wenn die Konservativen über diese Gesundheitsreformen informiert sind, enden sie letztlich auch als Opfer davon. Wichtiger ist es für sie, sich auf das zu konzentrieren, was das Gesundheitssystem für die Menschen tun soll. Sich selbst, empfinden die Konservativen als äußerst anspruchsvoll. Sie besuchen den Arzt nur dann, wenn es auch wirklich nötig ist. Aus diesem Grund erwarten sie dann auch eine bevorzugte Behandlung, die sie dann auch erhalten. Die Konservativen pflegen eine langjährige Arztbeziehung und wechseln ihren Arzt nur aus wichtigen Gründen. Diese haben eine private Krankenversicherung oder wenigstens eine private Zusatzversicherung. Somit erheben sie Anspruch auf kürzere Wartezeiten, neue Diagnosemöglichkeiten, bessere Medikamente etc. Außerdem legen sie viel Wert auf die wechselseitige Umgangsform. Sie brauchen nach der Behandlung Zeit, um Unsicherheiten und Zweifel zu beheben. Diese werden teilweise auch mit einem weiteren Arzt besprochen. Es geht Konservativen nicht unbedingt um die erstbeste bzw. naheliegendste Lösung, sondern eher um die Sondierung und Abwägung aller Optionen (vgl. Wippermann 2009, S.101).

5.2. Traditionsverwurzelten

Im Gegensatz zu den Konservativen ist das Reden über Krankheiten oder Arztbesuche bei den Traditionsverwurzelten ein alltägliches Thema. Die meisten der im traditionsverwurzelten Milieu lebenden Menschen sind nach einem langen Berufsleben Rentner, oder haben die Frührente in Anspruch genommen. Da die ausgeübten Berufe körperlich anstrengend waren, waren sie dazu gezwungen körperlich robust zu sein. Somit liegt die Gewichtigkeit der Traditionsverwurzelten eher der körperlichen Funktionalität, als der Gesundheit (vgl. Wippermann 2009, S. 101). Doch diese Belastbarkeit des Körpers kommt im zunehmenden Alter an seine Grenzen. Somit ist der Körper nach einiger Zeit erschöpft. Als normal empfundene Krankheiten werden von ihnen einfach ausgehalten. Die in diesem Milieu lebenden Menschen verfolgen den Gedanken, Empfindsamkeiten des Körpers abzubauen und über diese nicht zu klagen. Wenn sie über ihre gesundheitliche Lage gefragt werden, antworten sie mit Antworten wie: „Man will ja nicht klagen." Oder „Man muss ja zufrieden sein." Sie haben sowohl den Zwang, das eigene Leid aushalten und ertragen zu müssen, als auch das Bedürfnis, sich anderen mitzuteilen. Ab dem Alter von 50 Jahren denken sie, dass die vollständige Gesundheit und die Schmerzfreiheit unrealistisch seien. Sie akzeptieren ihre gesundheitliche Lage mit ihren Folgen und machen das Beste daraus. Es gilt für sie, extreme Beschwerden nur lindern und Beeinträchtigungen hinausschieben zu können (vgl. Wippermann 2009, S. 102). Im Umgang mit Gesundheitsproblemen herrscht eine klassische Rollenteilung: Für Gesundheit und Krankheit sind Frauen zuständig, die Männer jedoch dürfen keine Schwäche zeigen. Da die Männer sich scheuen zum Arzt zu gehen und sich in die für sie fremde Ambiente zu begeben, sorgen die Frauen für diese, was auch bei den Kindern gilt. Von Anfang an sind es die Frauen, die bei Krankheiten mit ihnen zum Arzt gehen. In den meisten Fällen bezeichnen die Männer ihren Arzttermin als unnötig und halten die Schmerzen lieber aus, als zum Arzt zu gehen. Erst durch die Hartnäckigkeit der Frauen gehen sie dann zum Arzt. Bei den Frauen gehen die Töchter, Schwiegertöchter und Schwägerinnen mit ihnen zur Kontrolle. Aus Angst vor der Pflegebedürftigkeit pflegen die Traditionsverwurzelten ein möglichst langes Zusammenbleiben mit ihren Ehepartnern. Dieses Durchhaltewillen hat den Grund, dass die nachfolgende Generation nicht dazu bereit ist, ihre eigenen Eltern zu pflegen. Auch der Krankenhausaufenthalt, und der Aufenthalt im Alten- oder Pflegeheim bereitet den Traditionsverwurzelten eine große Angst. Sie sind von der dort herrschenden Einsamkeit und der hohen Sterbechance beängstigt. Die von ihnen in Anspruch genommene Reihenfolge lautet wie folgt: Hausarzt – Facharzt – Krankenhaus. Auch die Angst und Frustration, sich Gesundheit irgendwann nicht mehr leisten zu können, ist groß. Dabei geht es den Traditionsverwurzelten nicht nur um die Gleichberechtigung, sondern an erster Stelle um die Versorgungssicherheit. Trotz, dass sie nicht viel besitzen, wollen sie bei Krankheiten gut versorgt werden (vgl. Wippermann 2009, S. 103-104). Die Arzt-Patienten-Beziehung ist im Unterschied zu den Konservativen sozial-hierarchisch geprägt. Sie unterscheiden sich nämlich auf Grund der Bildung, des kulturellen Kapitals und des Berufsprestiges. All diese Faktoren stellen für die Traditionsverwurzelten eine Barriere zum Arzt dar, dessen Durchbrechung nicht gestattet ist. Umso höher ist die Zufriedenheit bei ihnen, wenn der Arzt sie diese Distanz nicht spüren lässt, und nicht herablassend mit ihnen umgeht. So wie jeder andere Mensch auch fordern Traditionsverwurzelte ein Empathie- und

Fürsorgegefühl seitens des Arztes. Ist dies gegeben, sind sie bereit, die Überlegenheit von den Ärzten anzuerkennen. Auch das einfache Erklären der Diagnose und der Therapie ist ihnen wichtig. Meistens wollen sie gar nicht alles wissen, und belassen die ganze Verantwortung bei dem Arzt. Bei alltäglichen Krankheiten behelfen sie sich selbst mit bewährten Hausrezepten, die sie von den Eltern oder Großeltern noch kennen. Bei Medikamenten halten sie sich ängstlich an die vom Arzt vorgeschriebenen Dosierungen. Bei Medikamenten ohne Vorschriften folgen sie dem Gedanken: „Viel hilft viel." Das Wir-Gefühl ist bei den Traditionsverwurzelten stark gegeben, weshalb sie sich als Angehörige einer Schicksalsgemeinschaft empfinden (vgl. Wippermann 2009, S. 105). Die nachfolgende Generation der Traditionsverwurzelten jedoch haben sich in vielerlei Aspekten verändert. Es wird deutlich, dass das Selbstbewusstsein gestiegen ist und im Vergleich dazu das rücksichts- und kritiklose Ausliefern nicht mehr existiert. Dies ist darauf zurückzuführen, dass sie die Erfahrung gemacht, dass wenn man etwas Besseres bekommen will, auch hartnäckig dafür sein muss (vgl. Wippermann 2009, S: 106).

5.3. Konsum-Materialisten

Im Gegensatz zu den zwei anderen Milieus geben die Konsum-Materialisten der Gesundheit einen sehr geringen Stellenwert. Sie haben andere für sie als wichtiger empfundene Sorgen. Die ständige Kontaktaufnahme in der Schule, bei Ärzten oder Ämtern mit bessergestellten Menschen lassen diese Menschen das Gefühl der Missachtung und Demütigung verspüren. Erholung und Entspannung sind für sie wichtigere Aspekte. Im Alltag handeln sie nicht gesundheitsbewusst. Vielmehr zwingt sie ihr Leben innerlich robust und äußerlich hart zu sein. Dies steht natürlich im Gegensatz zu der eigenen Sensibilität und zur individuellen Befindlichkeit. Die in diesem Milieu lebenden Menschen haben eine Vorstellung von einer Basis-Gesundheit, das heißt, sie denken das jeder Mensch eine Gesundheit besitzen, die nur eine gewisse Zeit im Leben andauert. Finanziell besser ausgestattete Menschen können sich in ihren Augen ihre Gesundheit besser aneignen, durch Luxusaktivitäten wie die Wellness-Gesundheit. Andere können sich allein schon durch ihre Ernährung eine vitale Gesundheit leisten. Konsum-Materialisten hingegen ergeben sich ihrer Krankheit und erfahren diese als Schicksal. Sie ergeben sich den aktuellen Umständen und ignorieren teilweise Krankheiten wie Diabetes oder Bluthochdruck. Zum Arzt wird nur dann gegangen, wenn die Schmerzen nicht mehr auszuhalten sind. Bei erträglichen Schmerzen wird die Krankheit ignoriert und gar nicht erst zur Kenntnis genommen (vgl. Wippermann 2009, S. 107). Dies führt dazu, dass Krankheiten erst zu spät diagnostiziert und behandelt werden, welches sowohl die Heilungschancen verringert, als auch die Therapien verteuert. Wenn eine Krankheit auftritt, suchen Konsum-Materialisten sofort nach Gründen für diese. Ihrer Meinung nach ist es dann meistens von ihren Eltern oder Verwandten vererbt, und man könne nichts dagegen unternehmen. Anstatt bewusster zu leben und zu handeln, bevorzugen diese Menschen es nichts zu tun und ihren Alltag nicht verändern zu müssen. Sie suchen nach Abwehrargumenten (kein Geld zur Verfügung, Umstellung finanziell, sozial und organisatorisch nicht möglich, etc.), mit denen sie ihr bisheriges Lebensverhalten fortsetzen können. Für Konsum-Materialisten wird die Achtsam- und Empfindsamkeit gegenüber gesundheitsbewussten Einstellungen als eine Art Schwäche angesehen (vgl. Wippermann 2009, S. 108). Konsum-Materialisten fühlen sich im Thema Gesundheitssystem anderen in der Gesellschaft vertretenen Menschen unterlegen. Das Gefühl der Unterlegenheit wird meistens und vor allem durch Medien vermittelt. Auch in den Arztpraxen selbst werden sie mit Äußerungen konfrontiert, die der Würde dieser Menschen nicht entspricht. Es wird nicht mehr gefragt, ob man Privatpatient sei. Eher wird man als Angehörige des Konsum-Materialisten Milieus als unerwünschte und Menschen dritter Klasse behandelt. Aus ihrer Sicht ist Vorsorge etwas, was sich nicht jeder leisten kann. Da ihnen die materiellen, kulturellen und sozialen Ressourcen fehlen, können diese Menschen nicht die Verantwortung für ihre eigene Gesundheit übernehmen. Gleichzeitig wollen sie keine Hilfe von den Menschen die in der Gesellschaft einen höheren Rang haben bekommen. Sie sind auf der Suche nach Autonomie, aber gleichzeitig auch nach paternalistischer Fürsorge. Konsum-Materialisten haben eine Lebenswirklichkeit, welchem ein absolut gesetztes Gesundheitsbegriff und mögliche Gesundheitsvorstellungen nicht gerecht werden können (vgl. Wippermann 2009, S. 111).

5.4. Habitussensibilität in den Milieus

Eine weitere wichtige Rolle für die pädagogische Praxis spielt die Habitussensibilität. Sie meint die Fähigkeit und Bereitschaft, sich gedanklich an den Ort zu versetzen, den ein Teilnehmer/in im sozialen Raum einnimmt. Die Habitussensibilität dient zum Verstehen des Gegenübers. Somit kann sie also als eine Art Gespür für das Gegenüber verstanden werden. Dabei ist die Auseinandersetzung mit den Lebensweisen und gesellschaftlichen Erfahrungen, Möglichkeiten und Grenzen des Gegenübers notwendig. Darüber hinaus muss auch das Habitusmuster der Gruppenleitung in den Mittelpunkt gerückt werden. Es wird also eine Selbstreflexion zum habitussensiblen Umgang mit den Teilnehmern verlangt. Die Anforderung dieser Selbstreflexion ist das Herstellen eines Beziehungsverhältnisses zwischen den eigenen Sichtweisen zum eigenen sozialen Ort und den Standpunkten und gesellschaftlichen Standorten der Teilnehmer. Der Habitus einer Person ist auf Dauer angelegt. Sie bezeichnet einen Gesamtzusammenhang einer Person, und nicht einzelne Aspekte oder Merkmale. Das Bewusstsein über den eigenen Habitus, bedeutet nicht, ihn sofort und beliebig verändern zu können. Vielmehr geht es hierbei um Arbeit und Auseinandersetzung und um das Erkennen der eigenen Standpunkte, die man lieber nicht hätte und die das Selbstbild stören. Der Prozess nach der Erkenntnis, also die Veränderung der eingelebten Gewohnheiten und Sichtweisen braucht Zeit. Dieser Aspekt ist auch bei der Habitussensibilität relevant, die das Umdenken oder in Frage stellen eigener Schemata erfordern kann (Lange-Vester/Teiwes-Kügler 2014, S. 177-178).

Die Aneignung des Habitus erfolgt im Ort des Milieus. Die Werte und die Praktiken der Menschen werden durch sein Herkunftsmilieu geprägt. Soziale Milieus sind gesellschaftliche Großgruppen, die gemeinsame Lebensweisen und Haltungen ihrer Angehörigen verfügen und sich von anderen Milieus abgrenzen. Die Menschen dieser homogenen Großgruppen kommen aus unterschiedlich sozialen Herkunftsbedingungen und gelangen mit verschiedenen Voraussetzungen an die Veranstaltung. Die meisten von ihnen erleben die Veranstaltungen auch ganz verschieden. Die Auseinandersetzung mit dem Habitus kann zum Verstehen und aktiv befördern der unterschiedlichen Bildungsstrategien führen (vgl. Lange-Vester/Teiwes-Kügler 2014, S. 179).

Die Lehrenden sollten ebenfalls ihre eigenen Habitusmuster und Klassifikationsschemata reflektieren, um das Gegenüber nachvollziehen und die verschiedenen Sichtweisen anerkennen zu können. Diese sind nämlich unter anderen Existenzbedingungen als den eigenen zustande gekommen. Darüber hinaus müssen die Lehrer die Praktiken, sowie die Erwartungen der Schüler verstehen, um das Verhalten von ihnen besser decodieren zu können. Da sich Schüler/innen meist durch Symbole und Praktiken klassifizieren und sich untereinander soziale Plätze zuweisen, kann diese Decodierung dazu beitragen, möglichen ausgrenzenden Atmosphären, Distinktionspraktiken oder auch symbolischer Gewalt entgegenwirken und gegebenenfalls eingreifen zu können. Hinzu kommt, dass es für die Lehrenden wesentlich ist, auch die eigene Praxis als symbolische Gewalt und soziale Platzierung anzuerkennen. Um sowohl eine gelungene Decodierungsarbeit als auch Selbstreflexion zu erhalten, müssen die Lehrenden genügend Gelegenheiten, Unterstützung und Zeit bekommen (vgl. Lange-Vester/Teiwes-Kügler 2014, S. 201-202).

6. Ist Gesundheitsbildung notwendig?

Ob die Gesundheitsbildung wirklich notwendig ist, kann man nicht genau sagen. Jedoch kann man eine These aufstellen, dass es so sein könnte.

In den drei vorgestellten Milieus[2] kann man bereits erkennen, dass bei den zugehörigen Menschen ein unterschiedliches Gesundheitsverständnis hinsichtlich der Präventionen, Ärzte und des Gesundheitssystems herrscht. Auch der Begriff „Gesundheit" hat in Laufe der Zeit eine andere Bedeutung und Funktion gewonnen. Aus diesem Grund sollte eine Ermöglichung der Angebote im Gesundheitsbildungsbereich erstattet werden, um solche Unterschiede hinsichtlich der verschiedenen Milieus aufzuklären. Doch nicht nur dies sollte ein Anlass für die Notwendigkeit der Gesundheitsbildungsangebote darstellen, sondern auch das Ziel, die Menschen zur Bereitschaft anzuregen, etwas für die eigene Gesundheit zu tun und gegen mögliche Gesundheitsrisiken entgegenzuwirken (vgl. Wippermann 2009, S. 111).

Außerdem herrschen vielerlei Unterschiede zwischen Männern und Frauen sowohl in ihren Lebenserwartungen und ihren Beschwerden, als auch in ihren Erkrankungen sowie den Todesursachen. Selbst das Gesundheitsbewusstsein und ihr Gesundheitshandeln der Männer und Frauen unterscheiden sich voneinander (vgl. Meier 2000, S. 13). Diese Unterschiede ergeben sich als ein Resultat der verschiedenen Lebensverhältnisse. Die Gesundheitsbildung hilft die Menschen so aufzuklären, dass sie gesundheitsbewusster leben können. Somit können sie selbst möglichen Krankheitsrisiken entgegenwirken, was zur sinkenden Krankheitsrate führen könne.

Als eine Art Erfolg kann die Teilnahme der Männer an Yoga-, Tai Chi und ähnlichen körperorientieren Kursen der Gesundheitsbildung gesehen werden, da dies als ein Hinweis einer sich langsam entwickelnden Bewusstseinswandel gedeutet werden kann (vgl. Meier 2000, S. 30). Wäre die Nachfrage nach diesen Angeboten nicht präsent, könnte man weiterhin über die Notwendigkeit der Angebote nachdenken. Doch diese Teilnahme bestätigt die Annahme, dass die Gesundheitsbildung von Nöten sein könne. Anscheinend wecken sportlichere Angebote eher das Interesse der Männer. Dies könne man dann als einen weiteren Ansatz für eine Verbesserungsmöglichkeit für die Gesundheitsbildung[3] unter Betracht ziehen.

Die Gesundheitsbildung will dazu beitragen, dass Menschen für sich sowohl im gesundheitlichen Zustand, als auch bei Krankheit gute Entscheidungen fällen können. Dazu gehört, dass Menschen etwas über die Funktion ihres Körpers lernen. Außerdem sollen sie

---

[2] S. 5.1, 5.2, 5.3
[3] S. 6.2

lernen, wie Krankheiten entstehen und verhindert werden können. Auch die Hilfestellen bei Krankheitsfällen sollen den Menschen mit ihren Rechten als Versicherte und Patienten gelehrt werden, damit diese ihre Rechte, die ihnen zugestehen, kennen und wissen (vgl. Patienten Universität, http://www.patienten-universitaet.de/node/26, 02.09.2017). Genau aus diesen Gründen sei es sehr wohl notwendig, diese Menschen mit den Angeboten der Gesundheitsbildung aufklären zu können.

Zuletzt ist noch zu erwähnen, dass die Gesundheitsbildung als eine Art Aufforderung zur Selbsttätigkeit und zur kritischen Reflexion begriffen werden soll (vgl. Stroß 2012, S. 757).

6.1. Kritik an der Gesundheitsbildung

Da ein Ungleichgewicht in der Nutzung von Gesundheitsbildung durch die Teilnehmenden (ca. 80% Frauen) herrscht, muss die Frage gestellt werden, wie man die in der Gesundheitsbildung unterrepräsentierten Bevölkerungsgruppen (z.B. Männer, Ausländer, ältere Menschen und Bildungsbenachteiligte) mehr in die Angebote einbeziehen kann (vgl. Landesbericht zur Weiterbildung in NRW, 1994). Dies würde für eine weitere Anzahl an Teilnehmern sorgen, welches die Angebote der Gesundheitsbildung als attraktiver erscheinen lassen könnte.

Die Gesundheitsbildung soll sowohl mehr geschlechtshomogene Veranstaltungen für Frauen und Männer anbieten, als auch mehr Veranstaltungen für Frauen und Männer gemeinsam. Dafür soll sie jedoch beachten, die besten Bedingungen für einen Geschlechterdialog zu entwickeln (vgl. Meier 2000, S. 73). Dies soll dazu führen, dass die Männer lernen sollen, über ihre eigenen Schmerzen und Schwächen reden zu können, und bestenfalls anzufangen diesen entgegenzuwirken statt sie zu ignorieren. Frauen können motiviert werden, mehr für ihre Gesundheit zu tun, den Alltagsstress bei Seite zu lassen oder sich einfach mehr Wissen anzueignen. Die Kurse für beide Geschlechter würden eine ideale Möglichkeit bieten, die Geschlechter über das jeweilig andere Geschlecht aufzuklären. Dies würde ein besseres Zusammenleben ermöglichen können, da die Basis auf dem Verstehen des Gegenübers beruhen würde.

Es wird vermutet, dass Männer wahrscheinlich weniger an den Veranstaltungen der Gesundheitsbildung teilnehmen, da sie eher den Bereich des Sports besuchen, wenn sie etwas für ihre Gesundheit tun wollen. Ein weiterer Grund für die geringe Teilnahme könnte sein, dass sie womöglich kaum Angebote finden, die ihre Einstellung zu Gesundheit und Krankheit berücksichtigen (vgl. Wohlfart/Bedenbecker-Busch 1998, S. 77). Deswegen wäre es von Vorteil, Angebote anzubieten, welche den Erwartungen und Ansprüchen der Männer gerecht werden könnten. Somit gäbe es eine Zufriedenheit beider Seiten, da zum einen die Teilnahme steigen würde, und zum anderen ein ruhiges Gewissen hinsichtlich der eigenen Teilnahme an den Angeboten herrschen könnte.

Außerdem werden in den Veranstaltungen für die Geschlechter der Zusammenhang von Gesundheit oder Krankheit und weiblichen bzw. männlichen Lebenswelten nahezu gar nicht deutlich gemacht und nur wenig thematisiert (vgl. Wohlfart/Bedenbecker-Busch 1998, S. 78). Wären die Angebote so ausgerichtet, dass mehr auf die Zusammenhänge von geschlechtsspezifischen Gesund- und Krankheiten eingegangen wird, so könnte man die Angebote hinsichtlich der Weiterbildung nutzen, und würde sich ein erweitertes Wissen schaffen können. Dieses Wissen könnte auch dazu führen, dass sowohl die Männer als auch die Frauen ein besseres Verständnis zum Gegenüber haben könnten. Sie könnten zum Beispiel das Verhalten des Gegenübers besser nachvollziehen.

Jedoch muss beachtet werden, wie man die Adressaten der verschiedenen Milieus erreicht. Die meisten sind in den öffentlichen Einrichtungen nicht vertreten, und bekommen somit auch keine Informationen hinsichtlich der Angebote. Deswegen wäre es erforderlich, die Menschen aus den sozial schwächeren Milieus durch Vertrauensmenschen zu erreichen. Diese sprechen die Adressaten dann auf direkter Weise privat an und ermöglichen ihnen, Vertrauen zu ihnen selbst und den Angeboten zu schaffen. In den meisten Fällen herrscht dann eine Mund-zu-Mund-Propaganda, mit der dann auch andere Menschen zu den Angeboten hingeführt werden können (vgl. Bremer/Kleemann-Göhring 2012, S. 22).

6.2. Verbesserungsmöglichkeiten für die Gesundheitsbildung

Als Verbesserungsmöglichkeiten kann man die Erhöhung der Teilnehmerzahl in den Veranstaltungen erwähnen. Da geschlechtshomogene Veranstaltungen bei der Ausrichtung der Ziele, der Inhalte und der Arbeitsweisen im spezifischen Umgang mit den Geschlechtern bei den Themen der Gesundheit und Krankheit eine bessere Chance bieten. Genauso sollten Veranstaltungen für bestimmte Gruppen, wie z.B. für Arbeitslose, für ältere Menschen oder für Ausländer angeboten werden.

Um in der Gesundheitsbildung Erfolg mit den Teilnehmern haben zu können, sollten die Veranstaltungen also eher adressatenspezifisch orientiert sein. Da die Angebote der Gesundheitsbildung eher die traditionellen Geschlechterrollen festigt und somit die bestehenden Geschlechterverhältnisse aufrechterhält, ist eine Änderung und Weiterentwicklung des Angebotskonzeptes insofern notwendig, dass sie einen Beitrag zum Zusammenleben von den Geschlechtern leistet und die Emanzipation aus traditionellen

19

Geschlechtsrollenmustern fördert (vgl. Wohlfart/Bedenbecker-Busch 1998, S. 87-88). Außerdem sollte es mehr Angebote von Männern für Männer geben, da nachgewiesenermaßen Männer eher an Veranstaltungen teilnehmen, die von Kursleitern durchgeführt werden, und nicht Kursleiterinnen (vgl. Wohlfart/Bedenbecker-Busch 1998, S. 91).

7. Kritische Würdigung

In der Arbeit hat die Autorin sich mit dem Thema „Ist Gesundheitsbildung notwendig?" kritisch auseinandergesetzt. Hierfür begann sie mit den Definitionen der Begriffe „Gesundheit" und „Bildung", um einen groben Überblick über das Thema zu verschaffen. Darauffolgend hat sich die Autorin im Hauptteil mit der Gesundheitsbildung näher befasst. Hier ging es um die Fachgebiete der Gesundheitsbildung sowie ihrer Aufgabe der „Verbesserung der Lebensbedingungen". Weiterhin wurde die Gesundheitsbildung beginnend ab den 50-er Jahren kurz historisieren. Nachfolgend wurde auf die Adressaten der Gesundheitsbildung eingegangen. Eine der Aufgaben der Gesundheitsbildung ist es somit, ein Bewusstsein in Bezug auf die Adressaten zu entwickeln. Hier wurden auch die drei Formen der Teilnehmerorientierung und die Zielgruppe der Gesundheitsbildung näher erläutert. Des Weiteren wurde die Gesundheitsbildung mit der Gesundheitserziehung verglichen.

Zum Ende hin wurden das Gesundheitsverständnis in den Milieus beschrieben. Hierfür wurden drei Milieus, nämlich die Konservativen, Traditionsverwurzelten und die Konsum-Materialisten, ausgewählt. Weiterhin wurde über die Habitussensibilität in den Milieus diskutiert.

Die Arbeit wurde mit der Frage, ob die Gesundheitsbildung denn notwendig ist und einem kurzen Kritik an ihr beendet.

Die Autorin ist der Meinung, dass die Gesundheitsbildung notwendig ist. Sie bietet vor allem eine Hilfe für sozial benachteiligte und Menschen aus der unteren Schicht. Hierfür sollte das Problem der Erreichbarkeit der Adressaten gelöst werden, da ihre Teilnahme sehr gering ist. Als Lösungsvorschlag wurde in der Arbeit erwähnt, dass Vertrauenspersonen eingesetzt werden könnten und die Nachricht der Gesundheitsbildung über die Mund-zu-Mund-Propaganda weitergetragen werden könnte. Ein weiterer Grund für die Gesundheitsbildung ist, dass die Adressaten hier dazu animiert werden, auf ihre Gesundheit zu achten, was zu einem Leben führen soll, das wohler und länger andauert. Als eine Anregung ist noch zu erwähnen, dass die Gesundheitsbildung durch qualifiziertere Fachkräfte optimiert werden könnte. Auch sollte die Gesundheitsbildung durch Werbung und Werbeanzeigen weiter bekanntgemacht werden, da immer noch sehr wenige Menschen darüber Bescheid wissen.

8. Literaturverzeichnis

- Bremer/Kleemann-Göhring (2012): Familienbildung, Grundschule und Milieu. Eine Expertise im Rahmen des Projekts: Familienbildung während der Grundschulzeit. Sorgsame Elternschaft fünf bis elf.

- Hoh, Ruth/Barz, Heiner (2009): Weiterbildung und Gesundheit. In: Tippelt, Rudolf/von Hippel, Aiga (2009) (Hg.): Handbuch Erwachsenenbildung/ Weiterbildung. Wiesbaden, S. 729 – 746.

- Lange - Vester, Andrea/ Teiwes - Kügler, Christel (2014): Habitussensibilität im schulischen Alltag als Beitrag zur Integration ungleicher sozialer Gruppen . In: Sander, Tobias (Hg.): Habitussensibilität . Wiesbaden, S. 177 – 207.

- Meier, Marion (2000): Integrale Gesundheitsbildung für Frauen und Männer. Ansätze einer geschlechterorientierten Didaktik und Methodik. Stuttgart, S. 13-73.

- Stroß, Annette Miriam (2012): Gesundheitserziehung und – bildung als Handlungsfelder einer reflexiven Gesundheitspädagogik. In: Handbuch Bildungs - und Erziehungssoziologie. Wiesbaden: Springer VS, S. 741-761.

- Tietgens, Hans (1984): Teilnehmerorientierung. In: Schmitz, Enno u.a. (Hg.): Enzyklopädie Erziehungswissenschaft. Bd. 11 (Erwachsenenbildung), S. 446-450.

- Wippermann, Carsten (2009): Was erwarten die Menschen vom Gesundheitswesen? Das Verständnis von „Gesundheit" und die Erwartungen an die medizinische Versorgung in den verschiedenen sozialen Milieus unserer Gesellschaft. Freiburg, S. 95-113.

- Wohlfart, Ursula/Bedenbecker-Busch, Mechthild (1998): Frauen, Männer und Gesundheit - Zur Notwendigkeit einer geschlechterorientierten und emanzipatorischen Gesundheitsbildung. Soest, S. 24-91.

BEI GRIN MACHT SICH IHR WISSEN BEZAHLT

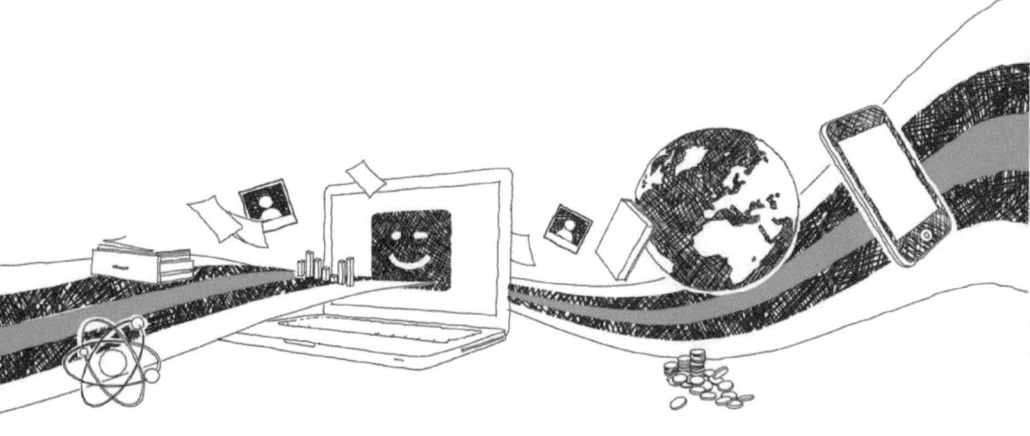

- Wir veröffentlichen Ihre Hausarbeit, Bachelor- und Masterarbeit

- Ihr eigenes eBook und Buch - weltweit in allen wichtigen Shops

- Verdienen Sie an jedem Verkauf

Jetzt bei www.GRIN.com hochladen und kostenlos publizieren

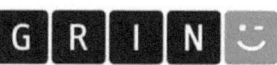